AUTOIMMUNE HEPATITIS-KRANKHEIT

Eine chronische Lebererkrankung verstehen, behandeln und bewältigen

DR. MATAMI JAMES

INHALT

KAPITEL 1

Einführung in die Autoimmunhepatitis-Krankheit

Die Autoimmunhepatitis ist eine chronische und fortschreitende Lebererkrankung, von der weltweit Millionen Menschen betroffen sind. In diesem Kapitel werden wir die Definition, den historischen Hintergrund und das Ausmaß dieser Krankheit untersuchen.

1.1 Definition und Erklärung der Autoimmunhepatitis-Erkrankung

Bei der Autoimmunhepatitis handelt es sich um eine Erkrankung, bei der das körpereigene Immunsystem die Leberzellen angreift, was zu Entzündungen und Schäden führt. Die Krankheit kann in jedem Alter auftreten, betrifft jedoch häufiger Frauen als Männer.

Es gibt zwei Arten von Autoimmunhepatitis-

Erkrankungen – Typ 1 und Typ 2 – die anhand des Vorhandenseins bestimmter Autoantikörper im Blut klassifiziert werden.

Die genaue Ursache der Autoimmunhepatitis ist unbekannt, es wird jedoch angenommen, dass genetische und umweltbedingte Faktoren eine Rolle spielen.

Zu den häufigen Risikofaktoren gehören familiäre Vorerkrankungen, der Kontakt mit bestimmten Medikamenten oder Toxinen, Virusinfektionen und Autoimmunerkrankungen.

Die Symptome einer Autoimmunhepatitis können leicht oder schwerwiegend sein und umfassen Müdigkeit, Bauchbeschwerden, Gelbsucht und Appetitlosigkeit. Die Krankheit kann auch zu

Komplikationen wie Leberzirrhose, Leberversagen und Leberkrebs führen.

1.2 Historischer Hintergrund und Entdeckung

Der erste Fall einer Autoimmunhepatitis-Erkrankung wurde 1950 von einem Arzt namens Waldenström gemeldet, der eine Gruppe von Patienten mit chronischer Leberentzündung und Autoantikörpern im Blut beschrieb. Im Laufe der Jahre haben Forscher erhebliche Fortschritte beim Verständnis der Pathophysiologie, Diagnose und Behandlung der Krankheit gemacht.

In den 1960er Jahren identifizierten Forscher eine bestimmte Art von Autoantikörpern namens antinukleäre Antikörper (ANA), die bei vielen Patienten mit einer Autoimmunhepatitis-Erkrankung vorhanden sind. In den 1970er Jahren wurde ein diagnostisches Bewertungssystem entwickelt, das es Ärzten ermöglichte, den Schweregrad der Erkrankung einzuschätzen und das Ansprechen der Patienten auf die Behandlung zu überwachen.

In den letzten Jahren haben Fortschritte in Gentests und Immunologie zu einem besseren Verständnis der zugrunde liegenden Mechanismen der Autoimmunhepatitis-Erkrankung geführt. Es gibt jedoch noch viel zu lernen über die komplexe Pathophysiologie der Krankheit und optimale Behandlungsstrategien.

1.3 Umfang und Bedeutung der Krankheit

Die Autoimmunhepatitis stellt ein erhebliches Problem der öffentlichen Gesundheit dar, von dem weltweit schätzungsweise 2 bis 3 Millionen Menschen betroffen sind. Die Krankheit kann eine erhebliche Morbidität und Mortalität verursachen, und eine frühzeitige Diagnose und Behandlung sind entscheidend für die Verbesserung der Behandlungsergebnisse der Patienten.

Trotz der Verfügbarkeit wirksamer Behandlungen leiden viele Patienten mit einer Autoimmunhepatitis weiterhin an einer chronischen Leberentzündung und entwickeln sich zu Leberzirrhose, Leberversagen und Leberkrebs.

Es besteht Bedarf an weiterer Forschung, um unser Verständnis der Pathophysiologie der Krankheit zu verbessern, neue therapeutische Ziele zu identifizieren und wirksamere Behandlungsstrategien zu entwickeln.

KAPITEL 2

Ursachen und Risikofaktoren einer Autoimmunhepatitis-Erkrankung

Die Autoimmunhepatitis ist eine komplexe Erkrankung mit mehreren zugrunde liegenden Ursachen und Risikofaktoren. In diesem Kapitel werden wir die verschiedenen Faktoren untersuchen, die zur Entwicklung und zum Fortschreiten dieser Krankheit beitragen.

2.1 Genetik und Familiengeschichte

Die Genetik spielt bei der Autoimmunhepatitis eine wichtige Rolle, und es besteht ein enger Zusammenhang zwischen der Krankheit und bestimmten Genen des menschlichen Leukozytenantigens (HLA). Studien haben gezeigt, dass Personen mit spezifischen HLA-Allelen wie HLA-

DR3, HLA-DR4 und HLA-DRB1 ein erhöhtes Risiko haben, eine Autoimmunhepatitis zu entwickeln.

Die Familienanamnese ist ein weiterer wichtiger Risikofaktor, da die Krankheit häufiger bei Personen auftritt, deren Verwandte Autoimmunerkrankungen oder Lebererkrankungen diagnostiziert haben.

2.2 Umweltfaktoren

Umweltfaktoren wie die Einwirkung bestimmter Medikamente und Toxine können bei genetisch anfälligen Personen eine Autoimmunhepatitis-Erkrankung auslösen. Medikamente wie Nitrofurantoin, Minocyclin und Methyldopa wurden mit der Entstehung einer Autoimmunhepatitis in Verbindung gebracht.

Zu den weiteren Umweltfaktoren, die zur Krankheit beitragen können, gehört die Exposition gegenüber

Viren, Bakterien und anderen Infektionserregern. Insbesondere eine Infektion mit dem Hepatitis-C-Virus (HCV) wurde mit der Entwicklung einer Autoimmunhepatitis-Erkrankung in Verbindung gebracht.

2.3 Infektionen und Auslöser

Infektionen können bei anfälligen Personen eine Autoimmunhepatitis auslösen, insbesondere bei solchen, die eine genetische Veranlagung für die Krankheit haben. Virusinfektionen wie Hepatitis A, B und C sowie das Cytomegalievirus (CMV) und das Epstein-Barr-Virus (EBV) wurden mit der Entwicklung einer Autoimmunhepatitis-Erkrankung in Verbindung gebracht.

Weitere Auslöser, die die Krankheit verschlimmern können, sind Alkohol, Fettleibigkeit und bestimmte

Autoimmunerkrankungen wie rheumatoide Arthritis, Lupus und Thyreoiditis.

2.4 Andere Risikofaktoren und beitragende Faktoren

Weitere Risikofaktoren, die zur Entwicklung einer Autoimmunhepatitis beitragen können, sind Geschlecht, Alter und Rasse. Frauen erkranken häufiger an der Krankheit als Männer und die Krankheit wird am häufigsten bei Personen im Alter zwischen 15 und 40 Jahren diagnostiziert. Bestimmte ethnische Gruppen, wie Hispanics und Kaukasier, haben ebenfalls ein erhöhtes Risiko, an der Krankheit zu erkranken.

Zu den weiteren Faktoren, die bei der Entstehung einer Autoimmunhepatitis-Erkrankung eine Rolle spielen können, gehören Ungleichgewichte im

Darmmikrobiom, Stress und hormonelle Veränderungen.

Zusammenfassend lässt sich sagen, dass es sich bei der Autoimmunhepatitis um eine multifaktorielle Erkrankung mit mehreren zugrunde liegenden Ursachen und Risikofaktoren handelt. Ein besseres Verständnis dieser Faktoren ist entscheidend für die Entwicklung wirksamer Präventions- und Behandlungsstrategien.

KAPITEL 3

Symptome und Diagnose einer Autoimmunhepatitis-Erkrankung

Die Autoimmunhepatitis ist eine chronische Lebererkrankung, die aufgrund ihrer vielfältigen und unspezifischen Symptome schwer zu diagnostizieren sein kann. In diesem Kapitel werden wir die verschiedenen Arten der Autoimmunhepatitis-Erkrankung, die häufigsten Symptome und Anzeichen sowie die Diagnoseverfahren zur Bestätigung einer Diagnose untersuchen.

3.1 Arten der Autoimmunhepatitis-Erkrankung

Es gibt zwei Haupttypen der Autoimmunhepatitis: Typ 1 und Typ 2. Typ 1 ist die häufigste Form der Krankheit und ist durch das Vorhandensein von Antikörpern gegen glatte Muskeln (SMA) und/oder Leber-/Nierenmikrosomen (LKM) gekennzeichnet. . Typ 2 kommt seltener vor und ist durch das Vorhandensein von Antikörpern gegen Leber-/Nierenmikrosomen Typ 1 (LKM-1) und/oder Leberzytosol Typ 1 (LC-1) gekennzeichnet.

3.2 Symptome und Anzeichen

Die Symptome einer Autoimmunhepatitis können sehr unterschiedlich sein und einige Patienten können über einen längeren Zeitraum asymptomatisch sein. Zu den häufigsten Symptomen und Anzeichen gehören:

- Ermüdung

- Bauchbeschwerden oder Schmerzen

- Gelbsucht

- Juckreiz

- Übelkeit und Erbrechen

- Appetitverlust

- Gelenkschmerzen oder Schwellung

- Spinnenangiome (kleine, rote, spinnenartige Blutgefäße auf der Haut)

In einigen Fällen kann eine Autoimmunhepatitis mit akuten Symptomen wie Fieber, Bauchschmerzen und einer vergrößerten Leber einhergehen. Dies wird als akute Autoimmunhepatitis bezeichnet und kann unbehandelt schnell zu Leberversagen führen.

3.3 Labortests und bildgebende Untersuchungen

Labortests und bildgebende Untersuchungen sind für die Diagnose einer Autoimmunhepatitis-Erkrankung unerlässlich. Blutuntersuchungen können das Vorhandensein von Autoantikörpern, erhöhte Leberenzyme und Anzeichen einer Leberentzündung nachweisen. Bildgebende Untersuchungen wie Ultraschall, CT oder MRT können ebenfalls dabei helfen, Leberschäden zu erkennen und andere Lebererkrankungen auszuschließen.

3.4 Diagnosekriterien und -verfahren

Die Diagnose einer Autoimmunhepatitis-Erkrankung basiert auf einer Kombination aus klinischen Befunden, Laborergebnissen und bildgebenden Untersuchungen. Zu den diagnostischen Kriterien für eine Autoimmunhepatitis gehören das Vorhandensein von Autoantikörpern, erhöhte Leberenzyme und der Nachweis einer Leberentzündung bei der Leberbiopsie.

Die Leberbiopsie ist der Goldstandard für die Diagnose einer Autoimmunhepatitis-Erkrankung, da sie eine detaillierte Beurteilung des Ausmaßes der Leberschädigung und des Vorliegens von Entzündungen und Fibrose ermöglichen kann.

Zusammenfassend lässt sich sagen, dass die Diagnose einer Autoimmunhepatitis aufgrund ihrer vielfältigen und unspezifischen Symptome eine Herausforderung sein kann. Für eine genaue Diagnose ist eine gründliche Untersuchung erforderlich, einschließlich Labortests, bildgebenden Untersuchungen und Leberbiopsie. Eine frühzeitige Erkennung und Behandlung sind entscheidend, um das Fortschreiten der Krankheit zu verhindern und das Risiko von Komplikationen zu minimieren.

KAPITEL 4

Behandlung und Management der Autoimmunhepatitis-Erkrankung

Die Autoimmunhepatitis ist eine chronische Autoimmunerkrankung, die eine langfristige Behandlung erfordert, um Komplikationen vorzubeugen und die Leberfunktion aufrechtzuerhalten. In diesem Kapitel besprechen wir die verschiedenen verfügbaren Behandlungsmöglichkeiten für die Autoimmunhepatitis, darunter Medikamente, Änderungen des Lebensstils, Operationen und alternative Therapien.

4.1 Medikamente und Arzneimittel zur Behandlung

Die Hauptbehandlung der Autoimmunhepatitis besteht in Medikamenten zur Unterdrückung des Immunsystems und zur Reduzierung von Leberentzündungen. Zu den am häufigsten verwendeten Medikamenten gegen Autoimmunhepatitis gehören:

- Kortikosteroide: Diese Medikamente wie Prednison und Budesonid werden zur

Linderung von Entzündungen und zur
Unterdrückung des Immunsystems eingesetzt.

- Azathioprin: Dieses Immunsuppressivum wird
  häufig in Kombination mit Kortikosteroiden
  eingesetzt, um die Remission
  aufrechtzuerhalten und das Risiko eines
  Rückfalls zu verringern.

- Mycophenolatmofetil: Dieses Medikament ist
  eine Alternative zu Azathioprin und wird bei
  Patienten angewendet, die Azathioprin nicht
  vertragen oder nicht darauf ansprechen.

Ziel der medikamentösen Therapie ist es, eine
Remission herbeizuführen und langfristig
aufrechtzuerhalten. Patienten müssen engmaschig auf
Nebenwirkungen überwacht werden und müssen

möglicherweise im Laufe der Zeit ihre Medikamenteneinnahme anpassen.

4.2 Änderungen der Ernährung und des Lebensstils

Zusätzlich zur medikamentösen Therapie können Änderungen der Ernährung und des Lebensstils bei der Bewältigung der Autoimmunhepatitis-Erkrankung helfen. Den Patienten wird empfohlen, auf Alkohol zu verzichten und durch eine ausgewogene Ernährung und regelmäßige Bewegung ein gesundes Gewicht zu halten. In manchen Fällen kann eine salzarme Ernährung empfohlen werden, um Flüssigkeitsansammlungen und Schwellungen zu reduzieren.

Patienten sollten außerdem Maßnahmen ergreifen, um Stress abzubauen und sich ausreichend auszuruhen, da

Stress und Müdigkeit die Autoimmunsymptome verschlimmern können.

4.3 Chirurgie und Lebertransplantation

In schweren Fällen einer Autoimmunhepatitis können eine Operation und eine Lebertransplantation erforderlich sein. Eine Operation kann durchgeführt werden, um einen Teil der Leber zu entfernen oder um den durch eine vergrößerte Milz verursachten Druck auf die Leber zu verringern. Eine Lebertransplantation ist eine Behandlungsoption für Patienten mit einer Lebererkrankung im Endstadium oder für Patienten, die auf eine medikamentöse Therapie nicht ansprechen.

4.4 Alternative und komplementäre Therapien

Alternative und ergänzende Therapien wie Kräuterpräparate, Akupunktur und Yoga können ebenfalls eingesetzt werden, um die Symptome zu lindern und die Lebensqualität zu verbessern. Es ist jedoch wichtig, diese Therapien mit einem Gesundheitsdienstleister zu besprechen und sie in Verbindung mit einer konventionellen medizinischen Behandlung anzuwenden.

Zusammenfassend lässt sich sagen, dass es sich bei der Autoimmunhepatitis um eine chronische Autoimmunerkrankung handelt, die eine langfristige Behandlung erfordert. Um die Symptome zu lindern und Komplikationen vorzubeugen, können medikamentöse Therapie, Änderungen der Ernährung und des Lebensstils sowie eine Operation oder Lebertransplantation eingesetzt werden. Patienten sollten eng mit ihren Gesundheitsdienstleistern zusammenarbeiten, um einen individuellen

Behandlungsplan zu entwickeln und ihren Zustand im

Laufe der Zeit zu überwachen.

KAPITEL 5

Umgang mit der Autoimmunhepatitis-Erkrankung

Eine Autoimmunhepatitis-Erkrankung kann erhebliche Auswirkungen auf das emotionale und psychische Wohlbefinden eines Patienten haben. In diesem Kapitel besprechen wir die emotionalen und psychologischen Auswirkungen der Krankheit, verfügbare Selbsthilfegruppen und Ressourcen sowie Bewältigungsstrategien und Tipps, um Patienten bei der Bewältigung der Herausforderungen des Lebens mit einer Autoimmunhepatitis zu helfen.

5.1 Emotionale und psychologische Auswirkungen der Krankheit

Die Diagnose einer chronischen Krankheit wie einer Autoimmunhepatitis kann überwältigend sein und erhebliche Auswirkungen auf das emotionale und psychische Wohlbefinden eines Patienten haben. Patienten können eine Reihe von Emotionen verspüren, darunter Wut, Angst, Unruhe und Depression. Möglicherweise fühlen sie sich auch isoliert oder von den Anforderungen, die die Bewältigung ihrer Erkrankung mit sich bringt, überfordert.

Für Patienten ist es wichtig, die emotionalen und psychologischen Auswirkungen der Krankheit zu erkennen und Unterstützung und Ressourcen zu suchen, die ihnen bei der Bewältigung helfen.

5.2 Selbsthilfegruppen und Ressourcen

Es gibt viele Selbsthilfegruppen und Ressourcen, die Patienten mit Autoimmunhepatitis dabei helfen können, die emotionalen und psychologischen

Auswirkungen der Krankheit zu bewältigen. Dazu können gehören:

Selbsthilfegruppen: Selbsthilfegruppen können Patienten eine sichere und unterstützende Umgebung bieten, in der sie ihre Erfahrungen austauschen, sich mit anderen mit ähnlichen Erkrankungen vernetzen und Bewältigungsstrategien und -tipps erlernen können.

Beratung und Therapie: Beratung und Therapie können Patienten dabei helfen, die emotionalen und psychologischen Auswirkungen der Krankheit zu bewältigen, Bewältigungsstrategien zu erlernen und ihre allgemeine Lebensqualität zu verbessern.

Online-Ressourcen: Für Patienten mit Autoimmunhepatitis stehen zahlreiche Online-Ressourcen zur Verfügung, darunter

Schulungsmaterialien, Foren und Online-Selbsthilfegruppen.

5.3 Bewältigungsstrategien und Tipps

Neben der Suche nach Unterstützung und Ressourcen gibt es viele Bewältigungsstrategien und Tipps, die Patienten dabei helfen können, die Herausforderungen des Lebens mit einer Autoimmunhepatitis zu bewältigen. Dazu können gehören:

- Mehr über die Krankheit erfahren: Patienten können sich selbst stärken, indem sie so viel wie möglich über die Krankheit, ihre Symptome und Behandlungsmöglichkeiten erfahren.

- Entwicklung eines Unterstützungssystems: Patienten können sich an Familie, Freunde und Gesundheitsdienstleister wenden, um Unterstützung und Hilfe zu erhalten.

- Positiv bleiben: Positiv zu bleiben und sich auf die Dinge zu konzentrieren, die Freude und Glück bringen, kann Patienten dabei helfen, die emotionalen und psychologischen Auswirkungen der Krankheit zu bewältigen.

- Stressbewältigung: Patienten können Stress durch Aktivitäten wie Meditation, tiefes Atmen oder Yoga bewältigen.

- Aufrechterhaltung eines gesunden Lebensstils: Patienten können einen gesunden Lebensstil aufrechterhalten, indem sie sich ausgewogen ernähren, regelmäßig Sport treiben und auf Alkohol und Tabak verzichten.

Zusammenfassend lässt sich sagen, dass das Leben mit einer Autoimmunhepatitis-Erkrankung eine

Herausforderung sein kann, es stehen jedoch viele Ressourcen und Bewältigungsstrategien zur Verfügung, um Patienten dabei zu helfen, die emotionalen und psychologischen Auswirkungen der Krankheit zu bewältigen. Durch die Suche nach Unterstützung, die Entwicklung von Bewältigungsstrategien und die Aufrechterhaltung eines gesunden Lebensstils können Patienten ihre Lebensqualität verbessern und die Herausforderungen bewältigen, die das Leben mit einer Autoimmunhepatitis mit sich bringt.

KAPITEL 6

Prävention und Prognose

Die Autoimmunhepatitis ist eine chronische Erkrankung, die eine fortlaufende Behandlung und Überwachung erfordert. In diesem Kapitel besprechen wir Präventionsstrategien und Änderungen des Lebensstils, die Prognose und die langfristigen Aussichten für Patienten mit Autoimmunhepatitis sowie mögliche Komplikationen und Risiken.

6.1 Präventionsstrategien und Lebensstiländerungen

Es gibt keine bekannte Möglichkeit, einer Autoimmunhepatitis vorzubeugen, aber es gibt einige Strategien und Änderungen des Lebensstils, die Patienten anwenden können, um die Krankheit in den Griff zu bekommen und das Risiko von Komplikationen zu verringern. Dazu können gehören:

- Aufrechterhaltung eines gesunden Lebensstils: Patienten sollten einen gesunden Lebensstil anstreben, indem sie sich ausgewogen ernähren, regelmäßig Sport treiben, Alkohol und Tabak meiden und sich ausreichend Ruhe und Schlaf gönnen.

- Auslöser vermeiden: Patienten sollten mit ihrem Arzt zusammenarbeiten, um Auslöser zu identifizieren und zu vermeiden, die ihre Symptome verschlimmern oder Schübe verursachen können.

- Sich impfen lassen: Patienten sollten sicherstellen, dass sie über alle empfohlenen Impfungen, einschließlich der Impfungen gegen Hepatitis A und B, auf dem Laufenden sind.

- Umgang mit anderen Gesundheitszuständen: Patienten mit einer Autoimmunhepatitis können auch an anderen Gesundheitszuständen leiden, die einer Behandlung bedürfen, wie etwa Diabetes oder Bluthochdruck. Für Patienten ist es wichtig, mit ihrem Gesundheitsdienstleister zusammenzuarbeiten, um diese Erkrankungen effektiv zu behandeln.

6.2 Prognose und langfristiger Ausblick

Die Prognose für Patienten mit einer Autoimmunhepatitis-Erkrankung variiert je nach Schwere der Erkrankung und wie schnell sie diagnostiziert und behandelt wird. Bei richtiger Behandlung und Behandlung können viele Patienten eine Remission erreichen und ein relativ normales Leben führen.

Bei einigen Patienten können jedoch Komplikationen auftreten oder eine fortlaufende Behandlung zur Linderung ihrer Symptome erforderlich sein. In seltenen Fällen kann die Erkrankung zu einer Leberzirrhose oder einem Leberversagen führen, was lebensbedrohlich sein kann.

Für Patienten ist es wichtig, eng mit ihrem Arzt zusammenzuarbeiten, um ihren Zustand zu überwachen und ihren Behandlungsplan bei Bedarf anzupassen. Regelmäßige Kontrolluntersuchungen und Überwachung können dabei helfen, etwaige Komplikationen frühzeitig zu erkennen und weiteren Leberschäden vorzubeugen.

6.3 Komplikationen und mögliche Risiken

Zu den Komplikationen einer Autoimmunhepatitis können gehören:

- Leberzirrhose: Im Laufe der Zeit kann die durch die Krankheit verursachte Entzündung zu einer Vernarbung der Leber führen, die zu einer Leberzirrhose führen kann.

- Leberversagen: In schweren Fällen kann eine Autoimmunhepatitis zu Leberversagen führen, das lebensbedrohlich sein kann und eine Lebertransplantation erforderlich machen kann.

- Erhöhtes Risiko für Leberkrebs: Patienten mit Leberzirrhose oder einer langjährigen Autoimmunhepatitis-Erkrankung haben möglicherweise ein erhöhtes Risiko, an Leberkrebs zu erkranken.

Patienten sollten eng mit ihrem Arzt zusammenarbeiten, um ihren Zustand zu überwachen und etwaige Komplikationen oder potenzielle Risiken zu bewältigen. Bei richtiger Behandlung und Behandlung können viele Patienten eine Remission erreichen und ein gesundes, produktives Leben führen.

KAPITEL 7

Fazit und zukünftige Richtungen

In diesem letzten Kapitel fassen wir die wichtigsten Punkte zusammen, die in diesem Buch besprochen werden, einschließlich der Ursachen, Symptome, Diagnose, Behandlung und Behandlung der Autoimmunhepatitis. Wir werden auch neue Forschungsergebnisse und zukünftige Richtungen für die Behandlung und Behandlung dieser Erkrankung diskutieren und einige abschließende Gedanken und Empfehlungen für Patienten und Gesundheitsdienstleister geben.

7.1 Zusammenfassung des Buchinhalts und der wichtigsten Erkenntnisse

Die Autoimmunhepatitis ist eine chronische Erkrankung, die unbehandelt zu Leberschäden und anderen Komplikationen führen kann. Sie wird durch eine abnormale Immunantwort verursacht, die auf die Leberzellen abzielt und zu Entzündungen und Schäden führt.

Die Symptome einer Autoimmunhepatitis können sehr unterschiedlich sein, können aber auch Müdigkeit, Bauchschmerzen, Gelbsucht und andere Symptome umfassen. Die Diagnose umfasst normalerweise eine Kombination aus Blutuntersuchungen, bildgebenden Untersuchungen und Leberbiopsie.

Die Behandlung umfasst typischerweise Medikamente zur Unterdrückung des Immunsystems und zur Verringerung von Entzündungen sowie Änderungen des Lebensstils zur Unterstützung der Lebergesundheit. In schweren Fällen kann eine Lebertransplantation erforderlich sein.

Die Prognose für Patienten mit einer Autoimmunhepatitis-Erkrankung ist unterschiedlich, aber bei richtiger Behandlung und Behandlung können viele Patienten eine Remission erreichen und ein gesundes, produktives Leben führen.

7.2 Neue Forschungsergebnisse und zukünftige Richtungen für Behandlung und Management

Während die derzeitigen Behandlungen der Autoimmunhepatitis bei vielen Patienten wirksam sind, gibt es laufende Forschungen, die darauf abzielen, neue Therapien zu entwickeln und bestehende zu verbessern. Einige Bereiche der neuen Forschung umfassen:

- Biomarker für Diagnose und Überwachung: Forscher erforschen neue Biomarker, die dabei helfen können, Autoimmunhepatitis-

Erkrankungen genauer und nicht-invasiv zu diagnostizieren und zu überwachen.

- Neue Medikamente und Behandlungsansätze: Forscher erforschen neue Medikamente und Behandlungsansätze, die die Ergebnisse für Patienten mit Autoimmunhepatitis verbessern und das Risiko von Komplikationen verringern können.

- Präzisionsmedizin: Forscher erforschen den Einsatz präzisionsmedizinischer Ansätze, um Behandlungspläne auf der Grundlage ihrer genetischen und anderen Merkmale auf einzelne Patienten zuzuschneiden.

7.3 Abschließende Gedanken und Empfehlungen

Die Autoimmunhepatitis ist eine schwerwiegende Erkrankung, die eine fortlaufende Behandlung und

Überwachung erfordert. Patienten sollten eng mit ihrem Gesundheitsdienstleister zusammenarbeiten, um einen personalisierten Behandlungsplan zu entwickeln, der ihren individuellen Bedürfnissen und Zielen entspricht.

Änderungen des Lebensstils, wie z. B. eine gesunde Ernährung und regelmäßige Bewegung, können ebenfalls dazu beitragen, die Lebergesundheit zu unterstützen und das allgemeine Wohlbefinden zu verbessern.

Schließlich ist es für Patienten wichtig, über die neuesten Forschungs- und Behandlungsmöglichkeiten für die Autoimmunhepatitis-Erkrankung auf dem Laufenden zu bleiben und mit ihrem Arzt zusammenzuarbeiten, um ihren Behandlungsplan bei Bedarf anzupassen. Bei fortlaufender Pflege und

Behandlung können viele Patienten eine Remission erreichen und ein gesundes, produktives Leben führen.